Alimentos para el Embarazo Volumen 1

Guía para madres: conoce los mejores suplementos y nutrientes para que tu bebé consiga un desarrollo saludable

MIA ANGELS

Tabla de Contenidos

Introducción

Capítulo Uno: Importancia de la alimentación durante el embarazo

Capítulo dos: Nutrientes importantes

Capítulo tres: Alimentos sanos es igual a un bebé sano

Capítulo Cuatro: Alimentos no saludables es igual a un bebé no saludable

Capítulo Cinco: Algunos consejos importantes

Conclusión

Fuentes

Introducción

El embarazo es una de las etapas más hermosas de la vida de una mujer. La mayoría de las veces, no se les informa sobre lo que tendrán que vivir durante el embarazo. Tampoco se les advierte sobre los muchos cambios que tendrán que hacer en su estilo de vida. A decir verdad, el embarazo no es un cuento de hadas, y es importante que usted esté preparada para algunas cosas. Hay algunas de las cuales usted estará consciente, pero hay algunas cosas que a menudo se le ocultan, y es importante que usted sepa lo que son estas cosas.

El embarazo cambiará la manera en que vives tu vida, y te cambiará para siempre. Tendrá que cambiar la forma en que come y recordar que está comiendo para dos personas. Ahora, cuando la mayoría de las mujeres escuchan esto, creen que necesitan duplicar su ingesta de alimentos. De lo que no se dan cuenta es de que necesitan concentrarse en lo que están comiendo y no en la cantidad de alimentos que están comiendo. Usted debe asegurarse de consumir alimentos que sean nutritivos y saludables para usted y su bebé.

Si recientemente se ha enterado de que está embarazada, le habrán dado suficientes consejos sobre qué alimentos debe comer y cuáles no. La cantidad de información que se le ha impuesto puede haberle abrumado. Este libro le hará sentir muy cómoda. Aprenderá todo lo que necesita saber sobre nutrición y el tipo de alimentos que debe comer.

A lo largo del libro, aprenderá más acerca de por qué es importante que coma bien y de los diferentes nutrientes que necesitará consumir regularmente. También recopilará información sobre los diferentes tipos de alimentos que se le permite comer y los que debe evitar. Recuerde que debe evitar algunos alimentos a toda costa para mantener a su bebé sano. También se le darán algunos consejos que le ayudarán a mantener su peso y obtener la nutrición necesaria. Es importante que recuerde que consumirá alimentos para dos personas y que debe aumentar la ingesta de algunos nutrientes para promover su salud y la salud de su bebé.

Gracias por comprar el libro. Espero que la información en el libro le ayude a aprender más sobre cómo mantenerse saludable durante su embarazo.

Capítulo Uno: Importancia de la alimentación durante el embarazo

Siempre es importante considerar qué tipo de alimentos está comiendo durante el embarazo y no mirar la cantidad. Los estudios demuestran que las mujeres sólo necesitan consumir 450 calorías adicionales durante el embarazo, y esto es sólo cuando el bebé comienza a crecer rápidamente. Usted puede consumir fácilmente estas calorías adicionales consumiendo un tazón de cereal con leche entera. Incluso si usted aumenta su ingesta de alimentos, debe asegurarse de que consume sólo alimentos nutritivos, ya que esto ayudará con el desarrollo y el crecimiento de su bebé.

Comer bien durante el embarazo

La mayoría de las mujeres se sorprenden al notar que han aumentado 35 libras durante su embarazo, especialmente cuando un bebé pesa sólo una cuarta parte de eso. Las libras que aumentes se sumarán de la siguiente manera, pero esto variará de una mujer a otra.

- 7.5 libras: El peso de su bebé
- 7 libras: La grasa almacenada, las proteínas y otros macro y micro nutrientes
- 4 libras: La sangre adicional
- 4 libras: Los líquidos adicionales en el cuerpo
- 2 libras: Los senos grandes
- 2 libras: El útero más grande
- 2 libras: El líquido amniótico que rodea a su bebé
- 1.5 libras: La placenta en el útero

Es cierto que el patrón de aumento de peso variará de una mujer a otra durante el embarazo. Hay algunas mujeres que ganarán menos peso si ya estaban con algunas libras de más antes de quedar embarazadas, mientras que hay otras que pesarán mucho más si tienen trillizos o gemelos. También puede aumentar muy poco de peso si estaba por debajo de su peso antes de su embarazo. Está bien aumentar de peso, pero es importante saber por qué ha aumentado de peso. La principal fuente de alimento para su bebé son los alimentos que usted consume durante su embarazo. Recientemente la gente comenzó a entender que existe un vínculo muy fuerte entre los alimentos que usted consume y la salud de su bebé. Es por esta razón que los médicos dicen que usted nunca debe beber alcohol, incluso si es una cantidad pequeña, durante su embarazo.

Es importante que recuerde que la comida extra que consume no sólo debe de ser calorías. La comida debe ser nutritiva. Por ejemplo, el calcio ayudará a mantener los huesos y los dientes fuertes, y cuando usted consume calcio adicional estará fortaleciendo los huesos de su bebé. Lo mismo se puede decir de todos los alimentos que usted come.

Nutrición para las futuras mamás

Una dieta equilibrada incluirá carbohidratos, proteínas, vitaminas, grasas, minerales y al menos dos litros de agua. Usted puede usar las pautas proporcionadas por el gobierno de los Estados Unidos para determinar el número de porciones de alimentos que debe consumir todos los días. Siempre es una buena idea consumir diferentes tipos de alimentos ya que eso le ayudará a mantenerse saludable.

Cada alimento que usted compre tendrá una etiqueta que le informará sobre los diferentes tipos de nutrientes que se encuentran en dicho alimento. La cantidad diaria recomendada o que está presente en la etiqueta del alimento le indicará qué cantidad de cada nutriente debe consumir todos los días. La dosis diaria recomendada para la mayoría de los nutrientes suele ser alta durante el embarazo.

Veamos algunos nutrientes que usted debe consumir, y los alimentos que contienen esos nutrientes:

- Proteína: Este nutriente es esencial para la producción de sangre nueva y el crecimiento celular. Las mejores fuentes de alimento para este nutriente son las aves de corral, los frijoles, las claras de huevo, la mantequilla de maní, la carne magra, el pescado y el tofu.

- Carbohidratos: Este nutriente es esencial para la producción de energía. Las mejores fuentes de alimento para este nutriente son los cereales, las patatas, el arroz, el pan, las frutas, las verduras y la pasta.
- Calcio: Este nutriente es esencial para mantener la fuerza de los dientes y los huesos, para la contracción muscular y la función nerviosa. Las mejores fuentes de alimento para este nutriente son el queso, la leche, las sardinas, el salmón, el yogur y las espinacas.
- Hierro: Este nutriente es esencial para la producción de glóbulos rojos para prevenir la anemia. Las mejores fuentes de alimento para este nutriente son las espinacas, la carne roja magra, los cereales y panes fortificados con hierro y granos enteros.
- Vitamina A: Este nutriente es esencial para mantener una buena visión, ayudar en el crecimiento de los huesos y

mantener una piel saludable. Las mejores fuentes de alimento para este nutriente son las verduras de hojas oscuras, las zanahorias y las batatas.

- Vitamina C: Este nutriente es esencial para mantener los dientes y las encías saludables. También mejora la capacidad del cuerpo para absorber el hierro. Las mejores fuentes de alimento para este nutriente son el brócoli, los cítricos, los jugos fortificados y los tomates.

- Vitamina B6: Este nutriente mejora la capacidad del cuerpo para utilizar eficazmente los carbohidratos, las grasas y las proteínas. Las mejores fuentes de alimento para este nutriente son los cereales integrales, el cerdo, el plátano y el jamón.

- Vitamina B12: Este nutriente se utiliza para mantener y mejorar el funcionamiento del sistema nervioso. Las mejores fuentes de alimento para este nutriente son la leche, las aves, el pescado y la carne.

- Vitamina D: Este nutriente ayuda a mejorar la capacidad del cuerpo para absorber el calcio. Las mejores fuentes de alimento para este nutriente son los productos lácteos, panes, cereales y leche fortificada.

- Ácido fólico: Los beneficios de este nutriente han sido discutidos en detalle en el siguiente capítulo. Las mejores fuentes de alimento para este nutriente son la fruta amarilla oscura, los frijoles, las nueces, las verduras de hoja verde y los guisantes.

- Grasa: Este nutriente se almacena como energía en el cuerpo. Las fuentes de alimento para este nutriente son las nueces, la carne, la mantequilla de maní, los productos de leche entera, los aceites vegetales y la margarina.

Todos los científicos saben que la salud de su bebé depende de los alimentos que usted consume. Usted debe cuidar su dieta incluso antes de quedar embarazada. Por ejemplo, los estudios muestran que el ácido fólico es uno de los únicos nutrientes que puede ayudar a reducir el riesgo de desarrollar defectos del tubo neural durante las primeras etapas de desarrollo del feto. Es por esta razón que es importante que usted consuma este mineral en grandes cantidades antes de su embarazo y durante las primeras semanas de su embarazo.

Los médicos siempre sugieren que las mujeres deben tomar suplementos de ácido fólico durante el embarazo, especialmente durante las primeras cuatro semanas. Si usted está considerando el embarazo, debe hablar con su médico acerca de su consumo de ácido fólico. Otro nutriente importante que usted debe considerar es el calcio. Este mineral es esencial para el desarrollo y crecimiento de su bebé. Debido a que su bebé absorberá el calcio de los alimentos que usted contiene, usted debe aumentar su consumo para prevenir cualquier pérdida de calcio de sus huesos. Su médico también le dará algunas vitaminas prenatales que tendrán más ácido fólico y calcio.

Las mejores fuentes de calcio son los productos lácteos y la leche. Si usted tiene intolerancia a la lactosa o tiene náuseas cuando toma leche o consume productos lácteos, puede pedirle a su médico que le recete algunos suplementos de calcio. Usted es intolerante a la lactosa si desarrolla gases, tiene hinchazón alrededor de su estómago y tiene diarrea cuando come productos lácteos o bebe leche. Usted puede usar productos lácteos sin lactosa o tomar una cápsula de lactasa para ayudarlo a digerir la lactosa. Otros alimentos ricos en calcio son el salmón, sardinas, brócoli, tofu, jugos fortificados con calcio y espinacas.

Se recomienda que no comiences una dieta vegana durante el embarazo. Si usted siempre fue vegetariana o vegana, puede continuar esta dieta durante su embarazo, pero necesitará tener cuidado con los alimentos que consume. Será difícil obtener la nutrición adecuada cuando no se consume pollo, pescado, huevos, leche y queso. Usted necesitará tomar suplementos de proteína y suplementos de vitamina D y vitamina B12.

Usted debe consultar a un médico y a un nutricionista durante su embarazo para asegurarse de que usted y su bebé reciban la nutrición requerida.

Antojos de comida durante el embarazo

Usted probablemente conoce a muchas mujeres que han tenido antojos durante su embarazo, y es posible que usted también haya tenido algunos antojos. Hay algunas teorías que afirman que el deseo de una mujer por un tipo específico de alimento durante el embarazo indicará que el cuerpo de la mujer carece de los nutrientes presentes en ese alimento. Esto definitivamente no es una suposición correcta, y los médicos e investigadores todavía no están seguros de por qué las mujeres tienen estos antojos.

Durante su embarazo, algunas mujeres anhelan fruta, comida reconfortante como cereales, puré de papas y pan tostado, chocolates y comida picante. Algunas mujeres también tienen antojo de almidón de maíz, arcilla y otros artículos no alimenticios. Si usted consume cosas que no son comida, se pondrá en peligro a sí misma y a su bebé. Si usted tiene antojos no alimenticios, debe consultar a su médico inmediatamente.

Está bien ceder en sus antojos si se asegura de consumir alimentos nutritivos en sus otras comidas. Usted se encontrará anhelando diferentes tipos de alimentos sólo durante los primeros meses de su embarazo.

Alimentos y bebidas que se deben evitar durante el embarazo

Usted nunca debe consumir alcohol durante su embarazo porque no es seguro para usted o su bebé. También debe consultar con su médico antes de consumir cualquier producto herbario o tomar cualquier suplemento vitamínico, ya que pueden dañar el desarrollo y el crecimiento del feto. Hay algunos médicos que dicen que usted puede consumir dos tazas de café, soda o té todos los días ya que esta cantidad de cafeína no le hará daño a usted ni a su bebé. Dicho esto, es aconsejable evitar la cafeína por completo si es posible, ya que la cafeína puede causar numerosos problemas y abortos espontáneos. Trate de cambiar a productos descafeinados o limite su consumo de cafeína. Examinaremos algunos de los diferentes alimentos que debe evitar en el último capítulo del libro.

Manejo de algunos problemas comunes

Estreñimiento

Las mujeres embarazadas a menudo tienen estreñimiento debido al hierro que está presente en las vitaminas prenatales. Hay muchos otros factores que también pueden causar estreñimiento. Es por esta razón que usted debe comer más fibra durante su embarazo. Trate de consumir por lo menos treinta gramos de fibra todos los días. Las mejores fuentes de fibra son los cereales, los panes integrales, los panecillos, las frutas y las verduras.

Hay algunas personas que usan sustitutos en forma de bebidas o tabletas, pero es importante que consulte con su médico antes de consumir estos productos. Usted debe evitar el uso de laxantes a menos que su médico le pida específicamente que los consuma. También debe evitar beber aceite de ricino, ya que afectará la capacidad de su cuerpo para absorber las vitaminas y minerales necesarios de los alimentos que consume.

Si usted tiene estreñimiento regularmente, debe pedirle a su médico un laxante. Usted debe asegurarse de beber mucha agua y aumentar su consumo de fibra. Si no lo hace, empeorará el estreñimiento. Si usted tiene la energía, debe tratar de hacer ejercicio ya que esto ayuda a evitar el estreñimiento. Beba suficiente agua durante el día. Siempre beba dos vasos de agua después de la comida para que le sea más fácil mover los alimentos a través del sistema digestivo. También puede consumir caldo, sopas o té.

Gas

Los alimentos como las espinacas, el brócoli, los alimentos fritos y la coliflor pueden provocar gases o acidez estomacal en algunas mujeres durante el embarazo. Si usted siente que esto le sucede a usted, debe consumir una dieta en la que consuma sustitutos de estos alimentos. También debe tratar de evitar las bebidas carbonatadas, ya que pueden causar acidez estomacal y gases.

Náusea

La mayoría de las mujeres tienen náuseas durante el primer trimestre. Por lo tanto, en lugar de evitar la comida, debe tratar de consumir pequeñas porciones de comida que sea blanda, como galletas saladas o tostadas. También puede consumir alimentos hechos con jengibre. Veamos algunos consejos que le ayudarán a combatir las náuseas.

- Nunca tome sus vitaminas prenatales con el estómago vacío. Se recomienda que consuma estas vitaminas antes de acostarse si ha comido un bocadillo.
- Trate de consumir un pequeño bocadillo cada vez que se levante por la mañana para usar el baño.
- Trate de chupar caramelos duros.

Capítulo dos: Nutrientes importantes

Ahora que sabe por qué es importante centrarse en el tipo de alimentos que está comiendo, echemos un vistazo a algunos de los macronutrientes y micronutrientes que debe consumir durante su embarazo.

Macronutrientes

Energía

La cantidad de energía que consuma determinará la cantidad de peso que gane durante su embarazo. Es importante recordar que usted necesitará comer la cantidad requerida de energía durante su embarazo para asegurarse de que su cuerpo reciba la cantidad usual y también para apoyar el crecimiento y desarrollo del feto. La energía extra que usted consume ayudará en el crecimiento y desarrollo de tejido existente y tejido nuevo. Usted no encontrará que necesita más energía durante el primer trimestre de su embarazo. Es sólo a partir del segundo trimestre que usted necesitará más energía. El crecimiento del tejido en la madre y el feto es más a partir del segundo trimestre. Dicho esto, la energía que una mujer embarazada necesita durante su embarazo depende de muchos otros factores como el índice de masa corporal (IMC) antes del embarazo, la tasa metabólica y los niveles de actividad física. Por lo tanto, usted debe adaptar su necesidad de energía dependiendo de su cuerpo.

El cálculo global sugiere que las mujeres embarazadas necesitan consumir al menos 9260 kilo Joules (kJ) de energía al día. Debe asegurarse de que le proporciona a su cuerpo la cantidad necesaria de energía para reducir el riesgo de abortos espontáneos, nacimientos prematuros. Cuando le das menos energía a tu cuerpo, tu peso se reducirá automáticamente. Sin embargo, hay muy poca investigación para determinar si el consumo de energía puede ser restringido.

Se realizó un estudio sobre 384 sujetos y un análisis basado en tres ensayos. Este estudio reportó que las mujeres que aumentaron demasiado peso durante el embarazo o que tenían sobrepeso antes del embarazo pueden reducir su consumo de energía para obtener su peso gestacional ideal. Sin embargo, dos de estos ensayos informaron que cualquier reducción en el consumo de energía podría tener efectos adversos sobre el peso del recién nacido. Es importante prevenir la obesidad materna, pero también es importante reducir el riesgo de cualquier complicación durante el parto. Dado que hay muy pocas pruebas, se aconseja que las mujeres embarazadas no reduzcan el consumo de energía.

Proteína

La proteína es un macronutriente que se requiere para desempeñar funciones biológicas tanto estructurales como funcionales. La principal fuente de proteínas en todo el mundo proviene de alimentos vegetales como los cereales, las nueces y las legumbres, seguidos de los alimentos de origen animal y los productos lácteos. Existen algunas fuentes alternativas de proteínas como bacterias, hongos y algas. Éstas se conocen como "micro proteínas". La calidad de la proteína se determina en función de su capacidad para satisfacer las necesidades de aminoácidos y nitrógeno que son necesarios para su mantenimiento, crecimiento y reparación y su digestibilidad. La proteína animal se considera una proteína completa, ya que proporciona la cantidad necesaria de nitrógeno y aminoácidos indispensables. Las proteínas de origen vegetal son proteínas incompletas ya que serán deficientes en al menos una proteína como la treonina o la lisina.

De acuerdo con las recomendaciones actuales del Gobierno de los Estados Unidos, el consumo de al menos un 16,1% de proteína de la energía total es adecuado para las mujeres embarazadas. Habrá algunos ajustes que su cuerpo hace en el metabolismo de las proteínas durante las primeras semanas del embarazo. Esto se hace para mantener la homeostasis en el cuerpo de la madre mientras se acomodan las necesidades y demandas del feto. Los estudios muestran que la proteína se sintetiza en grandes cantidades a partir del segundo trimestre para satisfacer las necesidades del feto. Si usted está bien nutrida, estos cambios ayudarán a conservar el nitrógeno y las proteínas, y también promoverán la acumulación de proteínas para asegurar que el feto obtenga la nutrición requerida.

Fibra, índice glucémico y carga glucémica

Usted puede obtener carbohidratos de numerosas fuentes, y cada uno de estos alimentos tiene una tasa de digestión diferente. Por lo tanto, el efecto de estos alimentos afectará los niveles de insulina y los niveles de glucosa en sangre de manera diferente. El índice glucémico de cada fuente cuantificará la respuesta de su cuerpo inducida por los carbohidratos. Los alimentos como el pan blanco, las patatas y el arroz tienen un alto índice glucémico y provocan un fuerte aumento de los niveles de glucosa en sangre cuando se consumen. Los niveles también disminuyen rápidamente una vez que el alimento ha sido digerido. Los alimentos como los productos lácteos y la fruta tienen un índice glucémico bajo, y los carbohidratos en estos alimentos se digieren lentamente. Esto resulta en una respuesta baja a la glucosa. La carga glucémica tendrá en cuenta tanto la cantidad de carbohidratos como el índice glucémico de los alimentos. Puede calcular la carga glucémica en los alimentos multiplicando el contenido de carbohidratos por el índice glucémico.

La fibra dietética es el carbohidrato vegetal que consumimos. Estos carbohidratos no pueden ser digeridos por el sistema digestivo humano. La fibra dietética incluye la fibra resistente al almidón que se obtiene del arroz y la papa cocidos, y la fibra soluble, que se obtiene de vegetales, frutas y legumbres. Los médicos e investigadores aconsejan a las mujeres que consuman alimentos con un índice y carga glucémicas baja, y alimentos ricos en fibra para modular y mantener los niveles de glucosa en sangre, reducir el estreñimiento y también reducir los niveles de colesterol en sangre.

Ácidos Grasos

Por debajo de los ácidos grasos esenciales se encuentran los ácidos grasos de cadena corta, incluidos los ácidos alfa-linoléico y linoléico, y los derivados de cadena larga, incluido el ácido docosahexaenoico (DHA), el ácido eicosapentaenoico (EPA) y el ácido araquidónico (AA). Estos ácidos grasos son necesarios para la formación de los tejidos y se utilizan para construir las membranas celulares. Algunos alimentos ricos en estos ácidos grasos incluyen pescados grasos como el salmón y la caballa y algunos suplementos de aceite de pescado. La concentración de estas grasas disminuye en el cuerpo durante el embarazo en al menos un 40%. Por lo tanto, es importante que la mujer aumente su ingesta de ácidos grasos, especialmente los ácidos grasos de cadena larga. Esta es la única manera en que la madre puede satisfacer las necesidades nutricionales de su cuerpo y del feto. El DHA puede ayudar a desarrollar la retina y el cerebro en el feto. La EPA puede ayudar a reducir la producción de tromboxano A2. Si usted no puede consumir la cantidad requerida de vitamina D a través de su dieta, debe pedirle a su médico que le sugiera algunos suplementos.

Micronutrientes en el embarazo

Folato

El folato está presente en el extracto de levadura, los cítricos como las naranjas y las verduras de hoja verde. Es una vitamina hidrosoluble. Hay algunos cereales para el desayuno y pan que están fortificados con ácido fólico, que es la forma más estable y sintética de folato. Esta vitamina actúa como una coenzima durante los ciclos de metilación en el cuerpo, y ayuda a transferir carbono a través del cuerpo. Es integral para la síntesis de neurotransmisores y ADN. Esta vitamina también se utiliza en la síntesis de proteínas, la multiplicación de células y el metabolismo de aminoácidos. Esto hace que sea importante que las mujeres embarazadas aumenten su ingesta de folato durante las primeras semanas de embarazo, ya que el feto crecerá rápidamente debido a la división celular y al crecimiento de los tejidos. La deficiencia de folato resultará en la acumulación de homocisteína. Esto aumentará el riesgo de preeclampsia y anomalías o anormalidades en el feto.

Es importante consumir ácido fólico durante las primeras semanas del embarazo para reducir el riesgo de desarrollar defectos del tubo neural. El tubo neural se desarrolla en las primeras semanas del embarazo y es importante tomar suplementos de ácido fólico para ayudar en el crecimiento del tubo.

Vitamina A

La vitamina A puede derivarse de los carotenoides pro-vitamínicos y los retinoides preformados. Los retinoides, como el ácido retinoico y el ácido retiniano, pueden obtenerse de diferentes fuentes animales, incluyendo el aceite de hígado de pescado, los lácteos y los huevos. Los carotenoides como el betacaroteno se pueden obtener de numerosas plantas como las verduras amarillas u oscuras como las batatas, las zanahorias y la col rizada. Estos compuestos son convertidos en vitamina A por el cuerpo y almacenados en el hígado. Algunas funciones fisiológicas de la vitamina A son el metabolismo óseo, el crecimiento, la transcripción de genes y la función inmunitaria. Esta vitamina mejora las actividades antioxidantes en el cuerpo. Se aconseja a las mujeres que consuman más vitamina A durante el embarazo, ya que esta vitamina se utilizará para apoyar el crecimiento del feto y mantener los tejidos. Si usted no puede obtener la ingesta requerida de vitamina A, puede consumir suplementos. Los efectos de la vitamina A en el cuerpo durante el embarazo varían, y es necesario realizar más investigaciones para comprenderlo mejor. Sin embargo, es importante que las mujeres controlen los niveles de vitamina

A en su cuerpo para asegurarse de que la vitamina no se está acumulando en el hígado, lo que conduce a la toxicidad.

Vitamina B1 (Tiamina), Vitamina B3 (Niacina), Vitamina B6 (Piridoxina), Vitamina B2 (Riboflavina) y Vitamina B12 (Cianocobalamina)

La vitamina B es una vitamina compleja e incluye B1 (Tiamina), B3 (Niacina), B6 (Piridoxina), B2 (Riboflavina) y B12 (Cianocobalamina). Estas vitaminas son solubles en agua y son utilizadas por el cuerpo para la producción de energía en las células. También es necesario para el metabolismo de grasas, carbohidratos y proteínas. Estas vitaminas también actúan como coenzimas y se utilizan en numerosas vías metabólicas para la formación de células de la sangre y también en la generación de energía. La vitamina B12 trabaja con el folato para generar metionina a partir de la homocisteína. Este proceso es necesario para la metilación de neurotransmisores, fosfolípidos, proteínas, ADN y ARN. Una deficiencia en estas vitaminas afectará negativamente el crecimiento de las células y el crecimiento de los tejidos nerviosos. Se aconseja a las mujeres que tomen vitaminas prenatales durante el embarazo, y estas vitaminas contienen vitamina B.

El complejo vitamínico B puede encontrarse en grandes cantidades en cereales fortificados, verduras de hoja verde, legumbres y productos de origen animal, incluidos los productos lácteos, el pescado, las aves de corral y la carne. Las mujeres embarazadas deben aumentar su ingesta de vitamina B, ya que hay un aumento de la proteína y la energía requerida por el cuerpo.

Vitamina C y E

La vitamina E y la vitamina C son vitaminas liposolubles y solubles en agua. La vitamina E es un grupo de ocho compuestos que se obtienen de las plantas, de los cuales cuatro son tocotienoles, es decir, alfa, beta, gamma y delta, y cuatro tocoferoles, es decir, alfa, beta, gamma y delta también. El alfa-tocoferol es un compuesto biológicamente activo. La vitamina C se puede encontrar en una variedad de frutas y verduras como cítricos, brócoli, tomates y guayabas. La vitamina E se puede encontrar en los aceites vegetales, el aceite de germen de trigo, algunas verduras de hoja y nueces. Las vitaminas C y E aumentan la formación de radicales en el cuerpo, lo que ayuda a reducir el estrés oxidativo. Estas vitaminas también mejoran el sistema inmunológico. La vitamina C también aumenta la síntesis de colágeno. Este compuesto es uno de los componentes principales de los tejidos conectivos, y mejora la capacidad del cuerpo para absorber hierro, reduciendo así la deficiencia de hierro y previniendo la anemia megaloblástica.

Durante el embarazo, el cuerpo transporta la vitamina C consumida a la placenta. Esto reduce la cantidad de vitamina C en el cuerpo de la madre, aumentando así la ingesta diaria a 85 miligramos al día.

Vitamina D

La vitamina D es un nutriente esencial requerido para mantener la integridad de los huesos y también para mantener la homeostasis del calcio en el cuerpo. La vitamina D también es necesaria para el desempeño de algunas funciones extra esqueléticas, incluyendo su papel en la reducción de la inflamación, la mejora de la función del sistema inmunológico, la angiogénesis y el metabolismo de la glucosa. También se utiliza en la regulación de la expresión y transcripción de genes. El cuerpo absorbe la vitamina D cuando se expone al sol. También puede obtener vitamina D de pocos alimentos como productos lácteos fortificados y pescado. Si usted no cumple con la ingesta requerida de vitamina D, puede tomar algunos suplementos en forma de ergocalciferol (vitamina D2) y colecalciferol (vitamina D3).

Cuando la vitamina D es sintetizada o ingerida, primero se descompone en el hígado para formar la vitamina hidroxivitamina D (25(OH) D). Esta forma de la vitamina es la que puede circular. La cantidad de esta forma de la vitamina en el cuerpo se utiliza para determinar si hay una deficiencia o no. La vitamina D también se descompone en los riñones para crear la forma activa de la vitamina, 1,25-dihidroxivitamina D (1,25(OH) 2D3).

La deficiencia de vitamina D puede atribuirse a la piel pigmentada, a la falta de exposición a la luz solar debido a un estilo de vida sedentario, al uso de ropa protectora o bloqueador solar y a un bajo consumo de alimentos fortificados. Es importante controlar su ingesta de vitamina D y también prevenir una deficiencia, especialmente durante el embarazo.

Calcio

El calcio es uno de los nutrientes más esenciales para fortalecer los huesos. También es un componente importante que se encuentra en las membranas alrededor de las células. Este mineral se utiliza en numerosos procesos biológicos, incluyendo contracciones musculares, homeostasis hormonal, transducción de señales y homeostasis enzimática. También es importante mejorar la función de las neuronas. Algunas de las mejores fuentes de calcio son los productos lácteos y la leche, pero este mineral también se puede obtener de alimentos fortificados como alternativas a los lácteos y harina, verduras de hoja verde y nueces.

Durante el embarazo, el cuerpo de la madre transferirá automáticamente el calcio de la placenta al feto. Es por esta razón que la necesidad de calcio de la madre aumenta, especialmente durante el tercer trimestre. El calcio se utiliza eficazmente durante el embarazo debido a los cambios en la fisiología de la madre. Durante el embarazo, el cuerpo de la mujer absorberá más calcio debido a los cambios hormonales en el cuerpo. Los riñones también retienen el calcio en sus túbulos durante el embarazo. Una mujer puede satisfacer el consumo requerido de calcio sólo a través de su dieta, pero se pueden tomar suplementos para asegurar que haya un equilibrio en los niveles de calcio en el cuerpo de la mujer.

La deficiencia de calcio puede provocar parestesia, tétanos, temblores, calambres musculares y osteopenia. También puede llevar a un retraso en el crecimiento del feto, una mineralización deficiente en los huesos y el peso corporal bajo peso al nacer. Los estudios muestran que las mujeres que consumen muy poco calcio pueden desarrollar trastornos hipertensivos durante el embarazo.

Hierro y Yodo

El hierro es uno de los muchos nutrientes que ayuda a regular el metabolismo, crecimiento y desarrollo a través de la síntesis de las hormonas triyodotironina (T3) y tiroxina (T4). Este nutriente se obtiene de la sal fortificada, pero también se puede obtener de varios mariscos y algas marinas. El yodo también se puede obtener de plantas y productos lácteos que han sido obtenidos de alimentos fortificados con yodo o sembrados en suelos ricos en yodo. Las alteraciones hormonales y las exigencias metabólicas durante el embarazo aumentan la necesidad de yodo. Las demandas aumentan porque la producción de la hormona tiroidea durante el primer trimestre aumenta en un 50% y la excreción de yodo también aumenta en un 50%. Sólo más tarde, durante el período de gestación, el yodo pasa a través de la placenta hacia el feto.

Las hormonas tiroideas en la madre y el feto regulan algunos de los procesos clave del desarrollo. Las hormonas regulan el desarrollo del sistema nervioso en el feto, y también ayudan en la formación de la mielina y las sinapsis, y el crecimiento de las células nerviosas. Sólo necesitará consumir pequeñas cantidades de yodo para prevenir la deficiencia. Sin embargo, los trastornos por carencia de yodo son la principal causa de las deficiencias cognitivas en el feto. Otras consecuencias de las deficiencias de yodo son un menor Cociente Inteligente (CI) en niños, abortos espontáneos y bocio congénito.

Hierro

El hierro es esencial para la síntesis de mioglobina y hemoglobina en la sangre. Es un nutriente vital utilizado para numerosas funciones celulares, incluyendo la respiración, el transporte de oxígeno, la regulación genética, el crecimiento y el funcionamiento de las enzimas que están compuestas de hierro. Es por esta razón que es necesario que la cantidad correcta de hierro se almacena en el cuerpo para asegurar la homeostasis. Dicho esto, la deficiencia de hierro es una de las deficiencias más comunes en todo el mundo. Las mujeres embarazadas tienen bajo contenido de hierro en su cuerpo porque no consumen los alimentos adecuados para mejorar la capacidad del cuerpo para absorber el hierro. También pueden tener deficiencia de hierro si son afectados por cualquier parásito. Es por esta razón que es importante aumentar su consumo de alimentos de origen vegetal como las verduras de hoja verde. Estos vegetales contienen hierro no carbonatado que se utiliza en diferentes funciones corporales. Dicho esto, el cuerpo absorbe fácilmente el hierro de la carne animal y del pescado, y es por ello que estos productos son la principal fuente de hierro para los mamíferos.

Durante el embarazo, la necesidad de hierro aumenta a 7.5 miligramos por día, aunque es difícil determinar la cantidad requerida durante el tercer trimestre. El hierro es necesario para satisfacer las necesidades del feto, para la expansión de la masa de eritrocitos en la madre y para compensar la pérdida de hierro. Debido a que el hierro requerido durante el embarazo aumenta durante el embarazo, las probabilidades de desarrollar una deficiencia de hierro también aumentan. Un estudio realizado por la OMS concluyó que cerca del 38,2% de las mujeres embarazadas tienen una deficiencia de hierro y son anémicas.

Se sabe que la anemia y la deficiencia de hierro aumentan el riesgo de nacimiento prematuro, los lactantes SGA o LBW, la disminución de la inmunidad contra enfermedades e infecciones, el deterioro de las funciones corporales en la madre y el desarrollo anormal de la función cognitiva y el desarrollo psicomotor en el feto.

Zinc

El zinc es uno de los nutrientes más importantes que uno debe consumir porque contiene más de 200 enzimas y es un componente estructural en numerosas hormonas, proteínas y nucleótidos. Este mineral tiene las funciones bioquímicas más importantes ya que ayuda en la síntesis de proteínas y también ayuda a descomponer los ácidos nucleicos en el cuerpo humano. Este mineral también ayuda en la expresión génica, división celular, cicatrización de heridas, función inmunológica y neurológica, defensas antioxidantes y visión.

El zinc se puede encontrar en diferentes tipos de alimentos, pero grandes cantidades de este mineral se encuentran en mariscos, nueces, leche y carne. Las dietas ricas en fibra reducen la cantidad de zinc que se encuentra en el cuerpo. La cantidad de zinc presente en el cuerpo se puede medir comprobando los niveles de zinc en el plasma o en el suero de la sangre. Los valores variarán dependiendo del sexo, la edad, los factores fisiológicos como la infección o el estrés y la hora del día. Debido a esto se hace difícil para las personas determinar con precisión si son deficientes. Sin embargo, se estima que cerca del 82 por ciento de las mujeres embarazadas tienen deficiencia de zinc. Los médicos recomiendan que las mujeres embarazadas consuman al menos quince miligramos de zinc del segundo trimestre.

Los estudios muestran que cerca de medio millón de muertes infantiles al año ocurren debido a la deficiencia de zinc, y esto es especialmente cierto en los países en desarrollo. La deficiencia de zinc se ha asociado con el trabajo de parto prolongado, el retraso del crecimiento intrauterino, la hipertensión inducida por el embarazo, el deterioro de la inmunidad y los nacimientos prematuros y postnatales. Si su cuerpo tiene problemas para absorber el zinc, puede provocar un aborto espontáneo o mal funcionamiento congénito.

Se realizaron dos estudios separados para comprender los efectos del zinc durante el embarazo. Estos estudios informaron que el uso de suplementos de zinc durante el embarazo ayudó a reducir el riesgo de parto prematuro en al menos catorce por ciento. Dicho esto, no hubo efecto de estos suplementos sobre la mortalidad neonatal, el peso al nacer y los trastornos hipertensivos. Los médicos creen que el zinc ayuda a reducir el riesgo de parto prematuro al reducir el riesgo de infecciones durante el embarazo.

Capítulo tres: Alimentos sanos es igual a un bebé sano

Como se mencionó anteriormente, es importante asegurarse de que usted mantenga su salud durante el embarazo. Es durante este tiempo que usted necesitará proveer a su cuerpo con vitaminas, minerales y nutrientes adicionales. Como se mencionó anteriormente, usted necesitará aumentar su consumo de calorías en 450, pero también necesitará enfocarse en la nutrición. Si usted consume alimentos que no son nutritivos, esto impactará el desarrollo del bebé. El aumento de peso excesivo y los malos hábitos alimenticios pueden aumentar el riesgo de complicaciones durante el parto y la diabetes gestacional. En términos sencillos, si decide consumir alimentos nutritivos, puede garantizar la salud de su bebé y la suya propia. También hará que sea muy fácil para usted perder todo el peso que engordó durante el embarazo una vez que haya dado a luz. Este capítulo enumera algunos de los mejores alimentos que debe consumir durante el embarazo.

Productos Lácteos

Es importante que aumente su consumo de calcio y proteínas durante el embarazo para asegurarse de que satisface las necesidades de su bebé. Hay dos proteínas de alta calidad que se encuentran en los productos lácteos - suero y caseína. La leche es también una de las mejores fuentes de calcio, y proporciona grandes cantidades de magnesio, vitamina B, zinc y fósforo. Los médicos aconsejan a las mujeres embarazadas que consuman yogur, especialmente el yogur griego, ya que contiene más proteínas y calcio en comparación con otros productos lácteos. Hay algunos tipos de yogur que también contienen bacterias probióticas que ayudan en la digestión. Si usted tiene intolerancia a la lactosa, puede tolerar el yogur probiótico. También puede tomar algunos suplementos probióticos para reducir el riesgo de cualquier complicación que pueda surgir durante el embarazo como infecciones vaginales, diabetes gestacional, preeclampsia y alergias.

Legumbres

Las legumbres son un grupo de alimentos que incluye guisantes, lentejas, garbanzos, cacahuetes, frijoles y soja. Las legumbres son ricas en proteínas, folato, calcio y hierro, y son la mejor fuente de fibra. Su cuerpo necesita cada uno de estos nutrientes en grandes cantidades durante el embarazo. El folato es una vitamina esencial que ayuda a mantener la salud tanto del feto como de la madre. Desafortunadamente, la mayoría de las mujeres no consumen la cantidad requerida de folato durante su embarazo, lo cual puede llevar a un bajo peso al nacer y a defectos del tubo neural. Es por esta razón que usted debe aumentar su consumo de folato durante el primer trimestre. La insuficiencia de folato también puede afectar el sistema inmunológico de su hijo, lo que puede dejarlo indefenso ante algunas enfermedades e infecciones. Las legumbres son ricas en folato, y una porción de lentejas proporciona al menos el noventa por ciento de la ingesta requerida de folato.

Batatas

Las batatas son ricas en un compuesto vegetal llamado betacaroteno. Este compuesto ayuda a convertir la vitamina A en el cuerpo humano en una forma utilizable. Esta vitamina ayuda en el desarrollo y crecimiento de los tejidos y células del feto, y es extremadamente importante para el desarrollo del feto. Los médicos recomiendan que las mujeres embarazadas deben aumentar su consumo de vitamina A en al menos un 40 por ciento. Dicho esto, también se les aconseja reducir su ingesta de vitamina A de origen animal, ya que esto puede conducir a la toxicidad en el cuerpo. Las batatas son ricas en betacaroteno, y una taza de batata cocida al día es suficiente para satisfacer el requerimiento diario de betacaroteno. Las batatas también contienen fibra. Este nutriente reducirá los picos de azúcar en la sangre, mejorará la digestión, mejorará la movilidad y saciará su hambre.

Salmón

El salmón es una de las mejores fuentes de ácidos grasos omega-3, y la mayoría de las personas, especialmente las mujeres embarazadas, no consumen la cantidad requerida de ácidos grasos omega-3 a través de su dieta. Los ácidos grasos Omega-3 de cadena larga como el EPA y el DHA son esenciales durante el embarazo, y estos ácidos se encuentran en grandes cantidades en los mariscos. Ayudan en el crecimiento y desarrollo de los ojos y el cerebro del feto. Dicho esto, se aconseja a las mujeres que limiten su consumo de mariscos a dos veces por semana o menos, dependiendo del contenido de mercurio en el pescado. Dado que el mercurio es un compuesto fatal, la mayoría de las mujeres evitan el pescado por completo porque se preocupan por su bebé. Esto limita su ingesta de ácidos grasos Omega-3. Los estudios demuestran que las mujeres que consumen al menos dos comidas de bajo contenido de mercurio y pescado graso consumen la cantidad necesaria de ácidos grasos omega-3. Esto ayuda a aumentar los niveles de EPA y DHA en la sangre. El salmón es una de las pocas fuentes naturales de vitamina D, y esta es una vitamina que falta en la dieta de la mayoría de las personas. Esta vitamina soporta la salud de los huesos, mejora la función del sistema inmunológico y ayuda a numerosos procesos que tienen lugar en el cuerpo humano.

Huevos

Los huevos son el mejor alimento para consumir ya que contienen todos los nutrientes que su cuerpo necesita. Un huevo grande es rico en grasa y proteína de alta calidad, y añade 77 calorías a su dieta. Este alimento también es rico en numerosas vitaminas y minerales. Los huevos son la mejor fuente de colina, y este mineral es necesario para una variedad de procesos en el cuerpo humano, especialmente en el desarrollo del cerebro. Una encuesta realizada en los Estados Unidos mostró que cerca del noventa por ciento de la gente consumía muy poca colina. Si usted come menos colina, le hará daño a su feto. Una ingesta baja puede llevar a una disminución de la función en el cerebro del feto y también aumentar el riesgo de desarrollar defectos del tubo neural. Un huevo contiene por lo menos 113 miligramos de colina, y esto cubre por lo menos el veinticinco por ciento de la ingesta requerida.

Hojas verdes y brócoli

Las hojas verdes oscuras y frondosas, como la espinaca y la col rizada, y el brócoli son ricos en nutrientes que toda mujer embarazada debe consumir. Estos nutrientes incluyen vitamina K, vitamina C, vitamina A, potasio, folato, hierro y fibra. Las hojas verdes y el brócoli tienen antioxidantes y compuestos de plantas que ayudan en la digestión y mejoran el sistema inmunológico. Debido a que estos vegetales son ricos en fibra, ayudarán a prevenir el estreñimiento. Como se mencionó anteriormente, este es un problema que la mayoría de las mujeres embarazadas enfrentan. También puede reducir el riesgo de bajo peso al nacer aumentando su consumo de verduras de hoja.

Carne magra

El cerdo, el pollo y la carne de res son las mejores fuentes de proteína magra. El cerdo y la carne de res son ricos en colina, vitamina B y hierro, que son los nutrientes que se requieren en abundancia durante el embarazo. Los glóbulos rojos requieren hierro para aumentar el contenido de hemoglobina. La hemoglobina se utiliza para pasar oxígeno a todas las células del cuerpo. Debido a que el volumen sanguíneo aumenta durante el embarazo, es importante que las mujeres aumenten su consumo de hierro, especialmente durante el tercer trimestre. La deficiencia de hierro durante el primer trimestre puede aumentar el riesgo de que el feto tenga poco peso al nacer y de parto prematuro. A muchas mujeres no les gusta la carne durante el embarazo, y esto les dificulta consumir la cantidad necesaria de hierro a través de su dieta. Para aquellos que pueden comer carne, usted debe consumir por lo menos una porción de carne roja en días alternos para aumentar la cantidad de hierro que usted adquiere a través de su dieta. El consumo de alimentos ricos en vitamina C ayudará a mejorar la capacidad del cuerpo para absorber el hierro.

Aceite de hígado de pescado

El aceite de hígado de pescado se extrae a menudo del bacalao. El aceite se toma del hígado graso. Este aceite es rico en ácidos grasos omega-3 de cadena larga como el DHA y el EPA. Estos son esenciales para el desarrollo del ojo y del cerebro. El aceite de hígado de pescado es rico en vitamina D, y la mayoría de las personas no obtienen suficiente de esta vitamina. Si usted no consume mariscos, necesitará consumir un suplemento de vitamina D u Omega-3. La vitamina D baja aumenta el riesgo de preeclampsia, que es una complicación que hoy en día es potencialmente peligrosa. Esta complicación se caracteriza por la hinchazón de los pies y las manos, proteínas en la orina y presión arterial alta. Cuando usted consume aceite de hígado de bacalao durante las primeras semanas de embarazo, puede asegurarse de que su bebé tenga un peso elevado al nacer. Una porción de este aceite puede ayudarle a satisfacer sus necesidades diarias de vitamina A, vitamina D y ácidos grasos omega-3. Sin embargo, usted debe asegurarse de no consumir demasiado, ya que esto llevará a la toxicidad de la vitamina A en su cuerpo.

Bayas

Las bayas son ricas en vitamina C, antioxidantes y fibra, y están llenas de carbohidratos saludables y agua. La vitamina C mejora la capacidad del cuerpo para absorber el hierro, y esta vitamina también es esencial para mejorar el funcionamiento del sistema inmunológico y mantener la salud de la piel. Las bayas no causan ningún aumento en los niveles de azúcar en la sangre porque tienen un índice glucémico muy bajo. Debido a que estas frutas contienen, tanto fibra como agua, son un gran bocadillo, son nutritivas y tienen un bajo número de calorías.

Granos integrales

Es importante que las mujeres consuman granos enteros durante el embarazo, ya que esto les ayuda a aumentar su ingesta de calorías. Los granos enteros son ricos en compuestos vegetales, fibra y vitaminas en comparación con los granos refinados. La quinua y la avena contienen una buena cantidad de proteínas, y este nutriente es esencial para consumir durante el embarazo ya que ayuda a mantener y reparar los tejidos del cuerpo. Los granos enteros también son ricos en magnesio, vitamina B y fibra.

Aguacates

Los aguacates son probablemente la única fruta rica en ácidos grasos monoinsaturados. Esta fruta también es rica en vitamina K, vitamina B, folato, vitamina E, vitamina C, cobre, potasio y fibra. Dado que los aguacates son ricos en potasio, grasas saludables y folato, los médicos y nutricionistas aconsejan a las mujeres que consuman aguacates. Las grasas saludables ayudan a construir el cerebro, los tejidos y la piel del feto, y el folato reduce el riesgo de desarrollar defectos del tubo neural. Uno de los efectos secundarios del embarazo son los calambres en las piernas, y el potasio ayuda a aliviar estos calambres.

Fruta Deshidratada

Las frutas secas son ricas en varias vitaminas, minerales y fibra, y altas en calorías. No hay diferencia entre la fruta fresca y la seca, salvo por el hecho de que esta última no tiene agua y es más pequeña en tamaño. Por lo tanto, usted consumirá la ingesta requerida de numerosas vitaminas y minerales incluyendo hierro, potasio y folato cuando consuma una porción de fruta seca. Las ciruelas pasas son ricas en vitamina K, sorbitol, fibra y potasio, y son laxantes naturales. Si usted tiene estreñimiento, debe consumir por lo menos una porción de esta fruta todos los días. Los dátiles son ricos en potasio, compuestos de plantas, fibra y hierro, y es importante que las mujeres consuman dátiles regularmente durante el primer y tercer trimestre, ya que esto ayudará a reducir la necesidad de inducir el parto y también ayudará a facilitar la dilatación del cuello uterino. Los frutos secos también contienen grandes cantidades de azúcar natural, y es por esta razón que se evita el consumo de los frutos secos confitados. La fruta seca ayuda a aumentar su ingesta de nutrientes y calorías, pero los médicos recomiendan que las mujeres consuman sólo una porción de fruta seca al día durante el embarazo.

Agua

El volumen de sangre aumentará en 50 onzas durante el embarazo, y es importante que permanezca hidratada durante el embarazo. Si usted no vigila su consumo de agua, pronto se deshidratará porque su bebé recibirá todo lo que necesita de usted. Algunos de los síntomas de la deshidratación leve son ansiedad, dolores de cabeza, mal humor, disminución de la memoria y cansancio. Cuando usted aumenta su consumo de agua, puede reducir el riesgo de infecciones del tracto urinario y también ayudar a aliviar el estreñimiento. Estos son problemas comunes que las mujeres tienen durante el embarazo. Se aconseja a las mujeres que beban al menos dos litros de agua al día durante este, pero la cantidad varía para cada individuo. También debe tener en cuenta que obtiene agua de alimentos y bebidas como café, té, verduras y frutas. Es importante que beba agua siempre que tenga sed, y que beba la cantidad de agua necesaria para saciar su sed.

Capítulo Cuatro: Alimentos no saludables es igual a un bebé no saludable

Es un hecho conocido que el período o momento más sensible en la vida de una mujer es el embarazo, y es importante que las mujeres consuman una dieta saludable durante ese tiempo. También es importante que las mujeres que están tratando de quedar embarazadas consuman una dieta saludable. Este capítulo enumera diferentes alimentos que las mujeres deben evitar durante el embarazo.

Pescado con alto contenido de mercurio

El mercurio es uno de los elementos más tóxicos, y este elemento se encuentra a menudo en el agua contaminada. No hay ninguna cantidad de Mercurio que se considere segura. Grandes cantidades de mercurio son tóxicas para los riñones, el sistema nervioso y el sistema inmunológico. El mercurio también puede causar problemas de desarrollo en los niños. La mayoría de los peces marinos tienen grandes cantidades de mercurio en su cuerpo, y es por esta razón que se aconseja a las mujeres que consuman sólo una o dos porciones de pescado con alto contenido de mercurio al mes durante su embarazo. Algunos peces que tienen alto contenido de mercurio lo son:

- Atún, especialmente el atún blanco
- Pez espada
- Caballa rey
- Tiburón

Sin embargo, es importante que entienda que cada pez marino no tiene demasiado mercurio. Sólo algunos tipos tienen grandes cantidades de mercurio en su cuerpo. Es esencial que consuma pescado con bajo contenido de mercurio durante su embarazo, y es saludable consumir una porción de este pescado al menos dos veces por semana.

Pescado crudo o poco cocido

El pescado crudo puede conducir a varias infecciones que pueden ser parasitarias, bacterianas o virales como Salmonella, Vibrio, Listeria y norovirus. Algunas de estas infecciones sólo afectan a la madre y a menudo la dejan débil y deshidratada. Algunas infecciones pueden transmitirse al feto y tener consecuencias graves y a veces mortales. La mayoría de las mujeres son vulnerables a la bacteria Listeria durante el embarazo. Los estudios muestran que las mujeres embarazadas son veinte por ciento más propensas a desarrollar una infección causada por Listeria en comparación con la población general. La listeria se encuentra en el suelo, en el agua contaminada y en las frutas y verduras contaminadas. El pescado crudo es a menudo infectado por Listeria durante el ahumado y el secado. Es posible que las madres no muestren ningún síntoma si están afectadas por la Listeria, pero estas bacterias pasarán al feto a través de la placenta. Esto puede llevar a un aborto espontáneo, partos prematuros y otros problemas de salud. Es por esta razón que se aconseja a las mujeres que eviten el pescado crudo durante el embarazo. Esto significa que usted no puede consumir sushi nunca.

Carne cruda, procesada y poco cocida

Usted aumentará el riesgo de desarrollar infecciones por varios parásitos y bacterias, como Listeria, Salmonella, E.coli y Toxoplasma, si come carne cruda o mal cocida. Las bacterias y los parásitos pueden amenazar la salud de su bebé. Si usted está infectado por alguno de estos parásitos, el riesgo de desarrollar enfermedades neurológicas graves o de mortinatos aumenta. El riesgo de desarrollar discapacidades intelectuales, epilepsia y ceguera también aumenta. La mayoría de las bacterias de la carne están presentes en la superficie y se pueden eliminar fácilmente con un lavado. Hay veces en que estas bacterias están presentes dentro de las fibras de los músculos. Se pueden consumir solomillos, "ribeyes" y solomillos de cordero y ternera aunque no estén totalmente cocidos. Es importante recordar que esto es válido sólo para la carne no cortada o entera. La carne cortada, incluyendo hamburguesas, hamburguesas, hamburguesas de carne, carne de cerdo, carne picada y carne de ave, siempre debe consumirse cuando esté completamente cocida. La carne de fiambres y los perros calientes también deben consumirse cuando están completamente cocidos, ya que las bacterias o parásitos pueden contaminarlos durante el almacenamiento o el procesamiento. Es por esta razón que las mujeres siempre deben consumir productos cárnicos procesados sólo cuando están muy calientes.

Huevos crudos

La mayoría de los huevos crudos están contaminados con salmonela. Sólo la madre muestra síntomas de estar afectada por la salmonela, y estos síntomas incluyen vómitos, náuseas, fiebre, diarrea y calambres estomacales. Sin embargo, estas infecciones pueden provocar nacimientos prematuros y calambres terribles en el útero. Veamos algunos alimentos que contienen huevos crudos:

- Helado casero
- Mayonesa casera
- Huevos escalfados
- Huevos ligeramente revueltos
- salsa holandesa
- Aderezos para ensaladas
- Pastel de glaseado

Los productos comerciales a menudo contienen huevos crudos pasteurizados, y es por esta razón que usted puede consumir estos productos durante su embarazo. Dicho esto, es importante que siempre lea la etiqueta para asegurarse de que los huevos estén pasteurizados. Es importante que cocine huevos o que coma sólo huevos pasteurizados.

Carne de Órganos

La carne de los órganos es rica en vitamina B12, cobre, hierro y vitamina A. Estas vitaminas y minerales son esenciales para la salud del bebé y de la madre. Dicho esto, usted debe evitar el consumo de demasiada carne de órgano, ya que esto aumentará la cantidad de vitamina A, lo que conduce a la toxicidad en el cuerpo. El aumento del consumo de carne de órganos aumentará los niveles de cobre en el cuerpo. Esto resultará en toxicidad hepática y defectos congénitos. Es por esta razón que es importante que las mujeres embarazadas no consuman más de una porción de carne de órgano por semana.

Cafeína

Una de las sustancias psicoactivas más utilizadas es la cafeína, que se encuentra en el té, los cafés, el cacao y los refrescos. Los médicos recomiendan que las mujeres embarazadas limiten su consumo de cafeína a sólo dos tazas de café al día. El cuerpo absorbe la cafeína muy rápidamente, y este compuesto se mueve rápidamente hacia la placenta. Los niveles de cafeína pueden acumularse dentro del feto y la placenta, ya que ninguna de las dos tiene la enzima que puede descomponer la cafeína. Una alta ingesta de cafeína puede aumentar el riesgo de que el bebé nazca con poco peso al nacer y también puede restringir el crecimiento del feto. Tener bajo peso al nacer está directamente relacionado con la diabetes crónica, como las enfermedades cardíacas y la diabetes de tipo II, y la muerte infantil.

Brotes crudos

Los brotes crudos como el trébol, la alfalfa, los brotes de frijol mung y el rábano suelen estar contaminados con salmonela. Estas bacterias prosperan en ambientes húmedos y son imposibles de eliminar de las plantas. Es por esta razón que se aconseja a las mujeres que no consuman germinados crudos. Dicho esto, los brotes una vez cocidos son seguros para consumir.

Productos sin lavar

La mayoría de las verduras y frutas están contaminadas con varios parásitos y bacterias, incluyendo listeria, toxoplasma, Salmonella y E. coli. Estas bacterias y parásitos pueden adquirirse durante la manipulación o del suelo. Es importante recordar que las verduras y las frutas pueden contaminarse en cualquier momento durante la cosecha, el almacenamiento, la producción, la venta al por menor y el transporte. Las bacterias y los parásitos pueden dañar tanto al bebé como a la madre. El toxoplasma es uno de los parásitos más peligrosos que persisten en las verduras y las frutas. La mayoría de las personas que han ingerido toxoplasma no muestran ningún síntoma, pero hay algunas personas que sí tienen un resfriado o gripe durante más de un mes. Hay veces en que el feto está infectado con toxoplasma, pero los síntomas, como la discapacidad intelectual y la ceguera, sólo aparecen más tarde en la vida. Algunos bebés pueden nacer con daño cerebral u ocular grave. Por lo tanto, cuando usted está embarazada siempre debe enjuagar, pelar y cocinar verduras y frutas para reducir el riesgo de desarrollar infecciones.

Jugo de fruta sin pasteurizar, queso y leche

La leche y el queso crudos y sin pasteurizar contienen algunas bacterias dañinas como E. coli, Salmonella, Campylobacter y Listeria. Lo mismo puede decirse de los zumos no pasteurizados, ya que estos zumos se pueden contaminar fácilmente. Cualquiera de estas infecciones bacterianas puede tener consecuencias que ponen en peligro la vida de su bebé. Algunas de estas bacterias están presentes en estos alimentos y se multiplican debido a la contaminación durante el almacenamiento o la recolección. Una de las mejores maneras de matar eficazmente estas bacterias es a través de la pasteurización. Este proceso no reduce el contenido nutricional de los productos. Es por esta razón que se aconseja a las mujeres que beban zumo de fruta pasteurizado, leche y queso.

Alcohol

Los médicos recomiendan que las mujeres deben evitar el alcohol durante el embarazo, ya que el alcohol aumenta el riesgo de abortos espontáneos. Una pequeña cantidad de alcohol puede afectar severamente el desarrollo del cerebro de su bebé y puede conducir al síndrome de alcoholismo fetal. Como resultado de este síndrome, su bebé puede desarrollar discapacidades intelectuales, deformidades faciales y defectos cardíacos. No hay estudios que puedan probar que pequeñas cantidades de alcohol durante el embarazo no dañen a la madre o al bebé.

Comida chatarra procesada

Durante su embarazo, notará que usted y su bebé están creciendo a un ritmo rápido. Es por esta razón que usted necesita aumentar su consumo de nutrientes saludables incluyendo hierro, proteína y folato. Es cierto que usted comerá por dos, pero no necesita duplicar su ingesta calórica. Como se mencionó anteriormente, usted sólo necesitará aumentar su consumo calórico en 450 calorías. Durante su embarazo, usted necesitará consumir alimentos ricos en nutrientes para asegurarse de que satisface las necesidades de su cuerpo y el de su bebé. La comida chatarra procesada no tiene nutrientes y es rica en grasas, azúcar y calorías añadidas. Los estudios muestran que la azúcar añadida puede aumentar el riesgo de desarrollar numerosas enfermedades como la enfermedad cardíaca y la diabetes tipo 2. Es necesario que aumente de peso durante el embarazo, pero este aumento de peso excesivo puede conducir a diferentes enfermedades, como la diabetes gestacional, y complicaciones en el parto. También puede aumentar el riesgo de dar a luz a un niño con sobrepeso, lo que llevará a algunos problemas de salud a largo plazo.

Capítulo Cinco: Algunos consejos importantes

Es importante asegurarse de que consume los alimentos adecuados durante el embarazo para garantizar la salud de su bebé. Como se mencionó anteriormente, cuando usted consume los alimentos adecuados, puede reducir el riesgo de cualquier enfermedad o dolencia que su hijo pueda desarrollar después del nacimiento.

Comer por dos durante el embarazo

Tendrá que asegurarse de cambiar sus hábitos alimenticios durante el embarazo, independientemente de si se estaba preparando para quedar embarazada o si el embarazo la sorprendió. Numerosas mujeres comienzan su embarazo con una deficiencia de numerosos nutrientes que son importantes para un embarazo saludable. Es importante que usted cumpla con el requerimiento diario de nutrientes durante su embarazo ya que estará comiendo por usted y su bebé. Las investigaciones sugieren que es importante que cambie sus hábitos alimenticios durante el embarazo, ya que los alimentos que ingiera determinarán el bienestar de su hijo mientras está en el útero, al nacer y después del nacimiento. Su estilo de vida aumentará o disminuirá el riesgo de que su hijo desarrolle numerosas afecciones como enfermedades cardíacas, obesidad y diabetes.

Concéntrese siempre en el ácido fólico

Usted habrá leído repetidamente lo importante que es para usted consumir ácido fólico durante su embarazo. El ácido fólico es una de las mejores maneras de mejorar la salud de su hijo. Como se mencionó anteriormente, es importante que consuma ácido fólico durante el primer trimestre para reducir el riesgo de desarrollar defectos del tubo neural. Es importante que usted aumente su consumo de ácido fólico consumiendo suplementos. También debe consumir pan fortificado, cereales, pasta y arroz.

Entienda que las multivitaminas tienen diferentes efectos durante el embarazo

Un multivitamínico no sólo proporciona los nutrientes necesarios para la madre y el bebé, sino que tiene muchos otros beneficios. Los estudios demuestran que las vitaminas prenatales y los comprimidos multivitamínicos ayudan a reducir el riesgo de preeclampsia, que aumenta la cantidad de proteínas en la orina y aumenta la presión arterial en al menos un 40 por ciento. La preeclampsia puede llevar a un nacimiento prematuro. Usted puede encontrar difícil tragar sus tabletas multivitamínicas durante el embarazo ya que estas píldoras contienen grandes cantidades de hierro que pueden causar estreñimiento. Estas píldoras también son grandes, lo que dificulta su ingestión. Si usted encuentra que tiene problemas con las vitaminas prenatales, debe informar a su médico ya que está teniendo algunos efectos secundarios no deseados. Asegúrese de informar a su médico sobre todos los suplementos que está tomando.

Siempre haga que las calorías cuenten

Será ligeramente difícil controlar su aumento de peso durante el primer trimestre. Hay algunas mujeres que pierden peso durante este tiempo ya que tienen muchas náuseas y mareos. Esto les impedirá comer o beber. Si tiene náuseas constantes o vomita con frecuencia, debe consultar a su médico porque se deshidratará. Las náuseas matutinas a menudo se disipan después de las primeras semanas de embarazo, pero es posible que sienta náuseas durante todo el embarazo. Cuando su bebé comience a crecer, usted necesitará aumentar su ingesta de calorías consumiendo alimentos ricos en nutrientes. Es cierto que comerá para dos personas, pero esto no significa que pueda comer en exceso. Como se mencionó anteriormente en el libro, usted necesitará consumir sólo 300 calorías adicionales durante su embarazo. Esto puede sonar como un montón de calorías. Ciertamente está bien derrochar un poco de chocolate caliente o comer comida reconfortante cuando tiene antojos. Usted puede hacer las calorías adicionales que consume de la siguiente manera:

- 16 onzas de leche entera o leche 1% baja en grasa
- 2 onzas de pollo
- 1 cucharadita de mayonesa
- 2 - 4 rebanadas de pan integral
- 4 onzas de yogur sin grasa o completamente rápido con fruta
- 1 onza de cereal integral

La importancia del peso durante el embarazo

Es importante que aumente el número recomendado de libras durante el embarazo para reducir cualquier complicación durante el parto o el embarazo. Su peso determinará la salud de su bebé. Las mujeres que tienen un peso normal antes de quedar embarazadas aumentarán por lo menos 35 libras durante el embarazo, pero el peso variará si están dando a luz a gemelos. Es importante que las mujeres que tienen bajo peso o sobrepeso aumenten más peso o lo pierdan antes de quedar embarazadas. Si tenía sobrepeso antes de quedar embarazada, debe asegurarse de no hacer dieta durante el embarazo. Usted debe trabajar estrechamente con su nutricionista para asegurarse de mantener su peso durante el embarazo.

Repensar sus líquidos durante el embarazo

Usted debe asegurarse de beber por lo menos diez vasos de líquido todos los días durante su embarazo. Usted puede tomar agua simple si no quiere tomar jugo o leche. Debe asegurarse de no consumir alcohol durante el embarazo, ya que puede provocar algunos defectos físicos y mentales en el bebé. En el tercer y cuarto capítulo del libro, usted recopilará información sobre los diferentes tipos de líquidos que puede y no puede beber durante su embarazo.

Conclusión

Gracias por comprar el libro.

El embarazo es uno de los momentos más apreciados en la vida de una mujer. Dicho esto, también es uno de los períodos más sensibles porque necesitará cuidarse a sí misma y a su hijo. Por lo tanto, tendrá que asegurarse de que consume los alimentos adecuados para mejorar su salud y también ayudar en el crecimiento y desarrollo del feto.

Durante el transcurso del libro, usted habrá recopilado información sobre los diferentes alimentos que debe consumir durante el embarazo y también la lista de alimentos que debe evitar. Si usted sigue las instrucciones dadas en el libro palabra por palabra, puede asegurarse de que usted y su bebé estarán sanos.

Fuentes

https://www.webmd.com/baby/features/top-tips-pregnancy-nutrition#4
https://www.ncbi.nlm.nih.gov/pmc/articles/PMC6413112/
https://www.johnmuirhealth.com/health-education/health-wellness/pregnancy-breastfeeding/nutritional-needs-during-pregnancy.html
https://www.ncbi.nlm.nih.gov/pmc/articles/PMC5084016/
https://www.healthline.com/nutrition/11-foods-to-avoid-during-pregnancy
https://www.healthline.com/nutrition/13-foods-to-eat-when-pregnant
https://www.mayoclinic.org/healthy-lifestyle/pregnancy-week-by-week/in-depth/pregnancy-nutrition/art-20045082
https://www.livescience.com/45090-pregnancy-diet.html

www.ingramcontent.com/pod-product-compliance
Lightning Source LLC
Chambersburg PA
CBHW061718250726
48657CB00002B/669